ConnectDoor -
Zugang zur nächsten Dimension

Rund um Bakterien, Viren & Co.

Inge Friedrich
Bernd Laudenbach
Ulrich Kübler

Bibliografische Information der Deutschen Nationalbibliothek
Die Deutsche Nationalbibliothek verzeichnet diese Publikation in der Deutschen Nationalbibliografie, detaillierte bibliografische Daten sind im Internet über http://dnb.dnb.de abrufbar.

© 2014 Inge Friedrich, Bernd Laudenbach, Ulrich Kübler

Herstellung und Verlag

BoD – Books on Demand, Norderstedt

ISBN 978-3-7347-3244-7

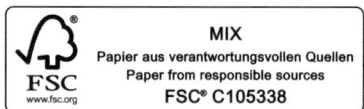

Diese Informationen sind für Menschen,

- ∞ die bereit sind, Eigenverantwortung für Gesundheit, Fühlen, Denken und Handeln zu übernehmen,
- ∞ die Verbindungen zu inneren Realitäten und inneren Ursprüngen ihres Selbst hervorrufen möchten,
- ∞ die an Maßnahmen gegen die Versklavung des menschlichen Bewusstseins interessiert sind,
- ∞ die neugierig darauf sind, Unbekanntes für sich bekannt zu machen,
- ∞ die für sich selbst entscheiden wollen, welche Optionen für sie von Vorteil sind.

Vorwort

Warum werden Menschen von Mikroben, wie Bakterien, Viren, Pilzen, Parasiten, befallen und geplagt? Und wie wird man sie wieder los?

Was seit Jahrtausenden von Naturvölkern praktiziert wird, um die Selbstheilungskräfte zu aktivieren, kann auch in unserer "zivilisierten", modernen, technisierten Welt angewendet werden.

Jeder Mensch trägt die Veranlagung in sich, seine sämtlichen Gehirnteile zu nutzen und nicht nur sein Großhirn als Sitz der Persönlichkeit - des „Ichs" - zu favorisieren, als wäre es das einzig Wahre.
So wie die Besatzung der Titanic nur den sichtbaren Teil des Eisbergs wahrnam, sind sich die meisten Menschen nur ihres physischen Körpers bewusst und definieren sich darüber.

Langsam machen sich auch die Mediziner Gedanken über eine weitergehende Sichtweise, und die Quantenphysik bemüht sich um Aufklärung. Die Erkenntnis macht sich breit, dass es viel mehr im Universum gibt und viel mehr Möglichkeiten bestehen, auf das Universum einzuwirken.

Im ersten Taschenbuch aus der Reihe „ConnectDoor" – Zugang zu einer anderen Dimension: Die Macht der Gefühle - wurden Emotionen und der Einfluss auf Zellrezeptoren besprochen.
In diesem zweiten Taschenbuch aus der Reihe „ConnectDoor" geht es um die Sichtweise auf Bakterien, Viren & Co. und wie in anderen Dimensionen damit umgegangen wird. Lassen wir uns von dem kleinen Zauberer Cen-Tooh überraschen!

Inhaltsverzeichnis

Cen-Tooh, der Sanftmütige	11
Mein Wissen über die Menschen	13
Großhirn, Kleinhirn, Mittelhirn	24
Bornaviren	31
Borrelien	35
Ursprungssprache	43
Was ist COBIMAX?	44
Cobimax-Bilder mit Wirkung	46
In Messengerpeptide inkarnierte Bornavirenseelen	49
Mutterbindung und kein Ende?	51
Symptome meiner Ur-Groß-Mutter	61
Postfetal signierte Antigene	63
Zaubern lernen	65
Kontaktdaten	67

Cen-Tooh, der Sanftmütige

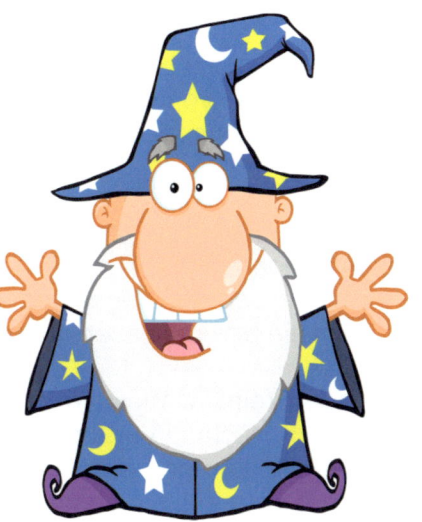

Für den, der mich noch nicht vom ersten Taschenbuch „Die Macht der Gefühle" aus der ConnectDoor-Serie kennt:
Mein Name ist Cen-Tooh, der Sanftmütige.
Manche nennen mich auch einfach „Kleiner Zauberer".
Ich komme aus einem weit entfernten Universum und sehe es als meine Aufgabe, den Menschen näher zu bringen, wie sie und ihre Umwelt funktionieren.
Denn trotz großartiger Schulen, Ausbildungen und Studien verstehen sie die einfachste Sache der Funktionsweise ihrer Gehirne nicht und welche Schäden daraus resultieren können.

Um mich zu besuchen, musst Du kein Raumschiff besteigen. Auf der Erde habe ich Menschen getroffen, die ebenso zaubern können wie ich. Sie haben als mein Terra-Außenposten eine Internetseite für mich aufgebaut, auf der Du umgehend mit mir Kontakt aufnehmen und Deine Probleme ansprechen kannst.
www.connectdoor.de ist der Zugang zu meiner Dimension.
Aber Vorsicht! Diese Dimension sollte nur von mutigen Besuchern betreten werden!
In meinem Universum laufen die Uhren anders, hier herrscht eine andere Zeit. Deine Gedanken können sich blitzschnell verwirklichen.
Also pass auf, was Du denkst, wenn Du in meinem Universum herumspazierst, in dem scheinbar Unmögliches einfach möglich sein kann.

Achtung! Für Wesen aus fremden Universen, wie Du eines

bist, können sich spürbare Dinge ereignen, die jeder in seiner Realität anders empfindet.

Wenn Du Interesse hast, sprechen wir Themen an, die auch in anderen Welten vorkommen und ich zeige Dir, wie wir diese bei uns lösen können.

Doch dazu später mehr.

Den Medizinmännern auf der Erde will ich mit meinen Ausführungen nicht auf die Füße treten. Im Gegenteil! Wäre es nicht besser, alle Menschen würden sich selbst und die Natur um sie herum besser verstehen?

Dies soll in keinster Weise eine wissenschaftliche Abhandlung werden. Ich möchte in einfachen Worten, für jeden verständlich, über das Leben von Mikroben erzählen, und wie diese Einfluss auf das menschliche Leben haben.

Es sei hier darauf hingewiesen, dass auf der Erde für den medizinischen Laien diese Methode weder Arzt noch Heilpraktiker ersetzt und niemals zum Absetzen von Medikamenten auffordert.

Mein Wissen über die Menschen

Wie ich schon sagte: In meinem Universum existiert eine schnellere Zeit. Menschen hatten früher auch Zugang zu dieser schnelleren Zeit. Ihre Verbalsprache, wie sie sie nutzen, hat durch die Überbewertung des Intellekts dazu geführt, dass sich ihr Ich-Bewusstsein zum eigenen Schaden von eigenen mächtigen, unterbewussten Verbindungen distanzierte und sogar auf Dauer davon trennte. Die Menschen wollten ihren freien Willen haben. Es ist ihnen aber nicht bewusst geworden, dass sie sich gerade dadurch vom „Gruppenbewusstsein / Schwarmbewusstsein Mensch" abtrennten.

Die tiefen Bewusstseinsebenen, zu denen das Wachbewusstsein durch Gedanken-Zeitbeschleunigung wieder Zugang bekommt, bergen in sich absolutes Wissen. Wissen über die Vergangenheit, die Gegenwart und die potentielle Zukunft des Menschen. Wissen über jede unbeherrschte Emotion, Wissen über jede Krankheit, über jeden Krankheitserreger und das Wissen über alle potentiellen Möglichkeiten zur Korrektur dieser Probleme. Dieses Bewusstsein, das wir der Neutralität wegen "Humanarchitekt" nennen, birgt in sich nicht nur das Wissen über das Innenleben der Menschen, sondern gleichsam auch die Kapazität, um notwendige Veränderungen durchzuführen.

Solltet Ihr irgendwann die Möglichkeit besitzen, die technischen Vorgänge während einer solchen bewussten Einflussnahme auf Zellen und Emotionen zu beobachten, wird Euch dieser Humanarchitekt wie ein Zauberer vorkommen. Wenn auch Harry Potter mit nur einem Zauberstab auskommt, müssen wir dem Humanarchitekten viele Milliarden von Zauberstäbchen zum korrekten Ausführen seiner Arbeit zugestehen. Die Rede ist hier von Mikrotubuli, die es zahlreich in jeder Zelle gibt. Diese kleinsten Kohlenstoffeinheiten, die zu Röhrchen zusammenwachsen, tragen in sich die für ihre Belange wichtigste Funktion: Sie können schwingen.

In der Biologie ist bekannt, dass diese Mikrotubuli das intrazelluläre Gerüst aufbauen und dass sie sehr beweglich sind, also in verschiedene Richtungen wachsen oder schrumpfen können. Siebenundzwanzig zusammenhängende Mikrotubuli, die alle synchron/phasengleich schwingen können, werden Centriolen genannt. Diese setzen sich aus neun Dreiergruppen (Tripletts), das heißt, aus neun mal drei Mikrotubuli zusammen.
Nikola Tesla bezeichnete schon vor etwa hundert Jahren die Mikrotubuli als omni-helikal-zentrale Röhren.

Vergleichen wir diese Mikrotubuli mit den Saiten einer Gitarre: Die "mikrotubuläre Gitarre" weist exakt sieben Saiten auf. Die längste Saite erzeugt Schwingungen im soliden Bereich, welcher der physikalischen Realität entspricht. Die nächste mikrotubuläre Gitarrensaite ist etwas kürzer und schwingt im infraroten Bereich. Die nächst kürzere Saite oszilliert im sichtbaren Lichtbereich. Noch kürzer und dem entsprechend schneller schwingt die Saite im ultravioletten Lichtbereich. Dieser UV - Licht - Bereich wird uns gleich noch mehr interessieren, doch weiter mit unserer Gitarre, deren Saite nun mittlerweile im Bereich der Röntgenstrahlen oszilliert! Dem nicht genug, sie kann es auch im Gammastrahlen-Bereich. Zu guter Letzt wollen wir die kürzeste mikrotubuläre Gitarrensaite erwähnen: Sie ist im wahrsten Sinne des Wortes jenseits von „Gut und Böse", so schnell kann sie oszillieren. Genau an dieser Stelle finden wir „reines Quellbewusstsein".

Macht Euch mit dem Gedanken vertraut, dass all diese Mikrotubuli in ihren differenzierten Längen, Stärken und deren entsprechenden Oszillationen die Möglichkeit bieten, auf vielfältigste Art jedem emotionalen wie physischen Problem sehr wirkungsvoll zu begegnen.

Entlang der Mikrotubuli befinden sich bewegliche Proteine, welche wie die Finger eines Gitarrenspielers die Grundlängen und Spannung der Mikrotubuli "nach Wunsch" noch genauer differenzieren können. Durch diese variable Proteinpositionierung entlang ihrer selbst, geben die Mikrotubuli sich selbst die Möglichkeit, in jeder nur denkbaren Hertzfrequenz zu schwingen. Wir sprechen hier gerade von Frequenzen von einem Hertz beginnend bis hinauf in den Bereich, in dem Gammastrahlen oszillieren.

Wenn das sich wirklich so verhält, dass wir die Mikrotubuli durch sprachlich-holografische Anweisung dirigieren könnten, dass sie Frequenzen mit entsprechenden Amplituden erzeugen können, was könnten wir dadurch alles in uns beeinflussen? Wir werden später auf die vielfältigen Einsatzmöglichkeiten für die schwingenden Mikrotubuli eingehen. Wenn wir den oben erwähnten, sieben unterschiedlich langen und unterschiedlich schnell schwingenden Mikrotubuli die Möglichkeit eines eigenen, sie steuernden Bewusstseins zubilligen, kommen wir einem sehr interessanten Steuermechanismus auf die Spur.

Greifen wir uns gleich das für unsere Zwecke wichtigste Bewusstsein dieser sieben heraus: Eingebettet zwischen dem sichtbaren Lichtfrequenzbereich und den im Röntgenstrahlenbereich oszillierenden Mikrotubuli befinden sich die im UV - Licht - Bereich oszillierenden Mikrotubuli, die von ihrem separaten Bewusstsein gesteuert werden. Auf dieser Bewusstseinsebene existiert reine Objektivität. Dieses Bewusstsein kennt zwar die Subjektivität des eigenen Wachbewusstseins, steht aber darüber und hat zusätzlich noch die Option, dem Wachbewusstsein aus seiner subjektiven Misere herauszuhelfen.

Es wird noch interessanter: Dieses im UV - Licht - Bereich operierende Bewusstsein ist dafür verantwortlich, dass sich durch das Abbremsen von Gedankengeschwindigkeit der physische Körper zweiundvierzig mal in der Sekunde aufbaut und genau so oft wieder zerfällt. Dieses UV-Licht ist der vorphysische Körper, der Lichtkörper, der als Folge von abgebremstem UV - Licht - Frequenzen um sich herum Alpha- und Beta-Tubulin organisiert. Dieses wächst zu den nun viel zitierten Mikrotubuli zusammen.

Genau betrachtet, ist der ganze restliche Körper, angefangen bei den Zellorganellen, bis in jedes Organ und jedes Gewebe, aufgehängt an nur einer winzigen Kohlenstoffeinheit: Tubulin! Und dieses Tubulin "hängt" an UV-Licht.

Ihr nehmt die physikalische Realität durch Euer Wachbewusstsein wahr, welches statisch intelligent denkt, fühlt und handelt. Sitz des Wachbewusstseins ist das aus der rechten und linken Hirnhälfte bestehende Großhirn. Dort hat Euer Intellekt scharfe Begrenzungen zum Schutze des biologischen Körpers errichtet, was gleichsam auch das eigene Wachbewusstsein, die eigene Persönlichkeit, schützen soll.

Das statisch intelligente Wachbewusstsein hat die Kapazität pro Sekunde etwa 2.000 Bits Informationsgehalt zu verarbeiten. Dynamisch intelligent arbeitet das Kleinhirn/ Reptilienhirn und Teile des Mittelhirns. Das dynamisch intelligente Unterbewusstsein besitzt die Kapazität in etwa 400 Milliarden Bits Informationsgehalt pro Sekunde zu verarbeiten.

Würdet Ihr das eigene Wachbewusstsein vom Standpunkt des UV - Licht steuernden Bewusstseins (hier regiert nämlich der Humanarchitekt) aus betrachten, so müsstet Ihr plötzlich feststellen, dass der Humanarchitekt das eigene Ego/Wachbewusstsein als seine eigene Vergangenheit definiert! Das so oft in einschlägiger Literatur erwähnte "Hier und Jetzt" ist durch Wachbewusstseins - Denken nicht zu erreichen. Bringen wir es aber fertig, die Frequenzen dieser Wachbewusstseinsgedanken auf UV-Licht-Frequenzen zu beschleunigen, haben wir plötzlich Zugang zu dieser Bewusstseinsebene "Hier und Jetzt" und kommunizieren mit dieser sogar.

Der Entwickler von COBIMAX, Bernd Laudenbach, hat herausgefunden, wie jeder Mensch, auch ohne die geringste Ahnung über diese technisch-physikalischen Vorgänge, Dinge in die Wege leiten kann, die wir für ein Wunder halten, wenn er einmal mit beschleunigter Gedankenzeit in Kontakt gekommen ist. Hierüber kommt später mehr Information.

Setzen wir voraus, Ihr bekommt Zugang zu Eurem eigenen Humanarchitekten, was bewirkt das, was wird anders?
Diese Bewusstseinsform können wir als "dynamisch" bezeichnen, da deren Aktionen sich von einem selbst auf jeden anderen Menschen im positiven Sinne ausdehnen kann. Ohne die geringste Mühe verlassen durch den Humanarchitekten gebildete Hologramme das Gehirn und besitzen die Fähigkeit jeden anderen Menschen zu kontaktieren, um Hilfestellung leisten zu können.

Formuliert ein Mensch mit Zugang zu seinem Humanarchitekten beispielsweise eine Anweisung für einen Herrn Fritz Müller, der eine Streptokokken - Infektion hat, lautet diese wie folgt: "Fritz Müller; Streptokokken!" Das letzte Wort dieser Anweisung ist noch nicht ausgesprochen, hat der Humanarchitekt des Absenders das Sende- und Empfangsorgan, die Hypophyse der Zielperson Fritz Müller bereits geortet. Der damit verbundene Hinweis "Streptokokken" wird als visuelle Nachricht, als Hologramm verschickt und vom Humanarchitekten Fritz Müllers "geöffnet". Der Humanarchitekt Fritz Müllers hat das Wissen über sämtliche eigene emotionale, wie körperliche Vorgänge und bekommt vom Humanarchitekten des Absenders den Auftrag Streptokokken zu identifizieren, zu lokalisieren und zu eliminieren.

Und nun für das Wachbewusstsein das Unfassbare: Der Humanarchitekt des Herrn Müller tut´s einfach! Ja, er beginnt mit unglaublicher Treffsicherheit, Geschwindigkeit und Effizienz, Streptokokken im eigenen Körper sofort abzutöten.

Nutzt der Humanarchitekt für diesen Vorgang magische Formeln oder ein Antibiotikum ? Nein! Der viel beschäftigte Humanarchitekt ist der genialste Mathematiker, dem Ihr je begegnet seid, denn er beobachtet die Streptokokken bei ihrer "Unterhaltung".

Die Streptokokken regulieren ihre eigenen Körperfunktionen zum Teil über eine ihrem Körper innewohnende Eigenfrequenz. Ebenso kommunizieren sie mit Streptokokken der gleichen Familie auch über diese gleiche Resonanzfrequenz.

Dem noch nicht genug, bilden alle Streptokokken im Körper mit Hilfe der gleichen Resonanzfrequenz ein übergeordnetes, alle Streptokokken auf einmal führendes, leitendes Streptokokken - Bewusstsein. Militärisch, technisch und ökonomisch gesehen verweisen die Streptokokken die Menschheit mit diesem Mehrfachsteuer - Mechanismus vom Platz. Was könnt Ihr von diesen Mikroben alles lernen!?

Diese Resonanzfrequenz der Streptokokken misst in Schwingungen pro Sekunde exakt 728 Hz. Die Amplitude, das heißt die Intensität dieser 728 Hz ist relativ gering, jedoch von der Stärke her ergibt sich daraus ein zweckmäßiges, energiesparendes, multiples Steuerungssignal für die Streptokokken.

Stellt Euch diese Steuerung ähnlich einem großen Vogelschwarm oder auch einem Heringsschwarm (Heringsschule) vor, wo bei einer Richtungsänderung kein einziger Vogel und kein einziger Hering auch nur eine hundertstel Sekunde verzögert handelt. Genau betrachtet, synchronisieren sich also Millionen von Streptokokken über ihr Bewusstsein und agieren somit wie EIN Bewusstsein,
EIN Streptokokkus!

Okay liebe Leser, und was weiter?! Ach ja, Fritz Müllers

Humanarchitekt hört den Streptokokken bei ihrer Unterhaltung zu. Das Kleinhirn – Bewusstsein, der Humanarchitekt, trägt in sich das Wissen, dass die Streptokokken mit einer Frequenz von 728 Hz schwingen, dass sie sich über diese Frequenz untereinander mitteilen und dass alle Streptokokken sich dadurch synchron zu EINEM Streptokokken - Bewusstsein "vernetzen" können.

Wir richten unsere Aufmerksamkeit nun wieder auf unsere blauen Röhrchen, denn der Humanarchitekt ist der "Herr der Mikrotubuli". Um die Streptokokken energiesparend und gleichzeitig effizient "ausschalten" zu können, bedient sich der Humanarchitekt einfach deren Resonanzfrequenz. Dies tut er, indem er millimetergenau dort, wo sich die Streptokokken befinden, die Mikrotubuli aller Zellen in exakt der gleichen Frequenz, nämlich 728 Hz schwingen lässt. Dies führt zu einem Resonanzverhalten zwischen Mikrotubuli und Streptokokken.

Die mathematischen Berechnungen des Humanarchitekten gehen konsequent weiter: Bei immer noch gleicher Frequenz lässt der Humanarchitekt jetzt die Amplitude folgenschwer für die Streptokokken verändern. Wir sprechen ab hier von einer genau berechneten Amplitudenmodulation der Frequenz 728 Hz durch die Mikrotubuli. Die Folge dieser Amplituden-Änderung ist, dass dieses im schnellen Wechsel stärker werdende und sich gleich wieder abschwächende Signal die Streptokokken nicht tolerierbaren Beschleunigungs- und Abbremskräften aussetzt. Die molekularen Verbindungen der Streptokokken-Körper halten dem zu starken Richtungs-wechsel, hervorgerufen durch die Mikrotubuli, nicht stand. Die Streptokokken zerreißen nicht nur, sie explodieren förmlich.

Wiederholt der Humanarchitekt diesen Vorgang mehrere Tage hintereinander, hat er sauber gearbeitet. Er hat sich in das Kommunikationssignal der Erreger mit mathematischer Genauigkeit "eingehackt", das Signal kopiert, amplitudenmoduliert und - aus die Maus!

Dieser eben beschriebene Vorgang gilt für die Anwendung zur Eliminierung von jedem schädlichen Virus, jeder Bakterie, jedem Pilz und ähnlichem.

Das ist noch nicht alles, was dieses Team Humanarchitekt und Mikrotubuli zusammen bewirken kann. Außer eliminieren können die Beiden auch hervorragend reparieren, heilen, zur Sucht gewordene Gefühle verabschieden, Strahlen-Kontaminationen entschärfen und vieles, vieles mehr.

Nehmt bitte zur Notiz, dass der obige Vorgang heftige spürbare Reaktionen im Körper von Fritz Müller auslöst. Je stärker der Streptokokken - Befall, um so deutlicher die Reaktionen im betroffenen Gebiet.

Dieser oben beschriebene Vorgang lässt Euch verstehen, wie der Humanarchitekt mit Unterstützung der Mikrotubuli einen Auftrag technisch ausführt. Die Grundlage für das akkurate Vorgehen des Humanarchitekten, dem das Wachbewusstsein am Anfang oft ungläubig gegenübersteht, ist Wissen, anwendbar gemacht durch Mathematik!

Das in der rechten und linken Hirnhälfte lokalisierte Wachbewusstsein wandelt sämtliche Gedanken in holografische Bilder um, die im Stirnlappen erzeugt werden. Das heißt, jedes Wort, jeder Satz, den Ihr denkt und sprecht, entwirft ein entsprechendes Bild in Eurem Stirnlappen, das dem Gedachten entspricht. Die Daten, die vom Wachbewusstsein in den Stirnlappen geschickt werden und zur Hologramm - Bildung führen, ergeben sich aber ausschließlich aus der Realität des Wachbewusstseins.

Nun verfügt das Kleinhirn über seine eigene autonome Verbindung zum Stirnlappen. Ohne jegliche Einflussnahme des Großhirns hat das Kleinhirnbewusstsein - der Human-

architekt - die Möglichkeit seiner eigenen Hologrammbildung und seiner eigenen Realitätsbildung. Da das Kleinhirnbewusstsein selbst im Bereich der UV - Licht - Wellenlängen arbeitet, hat es dadurch die Möglichkeit, die Arbeitsfrequenz des Wachbewusstseins in positivem Sinne zu infiltrieren.
Anders ausgedrückt bietet das Kleinhirn - Bewusstsein, befohlen durch zeitbeschleunigtes Wachbewusstsein, der physischen Realität eine Alternativ-Realität an, durch die der biologische Organismus ausschließlich vorteilhaft beeinflusst werden kann.

Nur mal zum Verständnis:
Während das Wachbewusstsein in Frequenzen von 0,5 Hertz bis etwa 40 Hertz agiert, kann das Kleinhirnbewusstsein Frequenzen von 0,5 Petahertz bis zu 3 Petahertz bedienen. Das ist eine 3 mit 15 Nullen und entspricht genau den Wellenlängen UV-A bis UV-C.

Ruft Euch noch einmal in Erinnerung, dass sich der Körper über vierzig mal in der Sekunde immer wieder neu in die physische Zeitebene „einscannt". Das Kleinhirnbewusstsein geht also mit dem zeitbeschleunigten Verbalvorschlag so um, dass er dieses Hologramm exakt auf die UV - Licht - Frequenz beschleunigt, die sekündlich zweiundvierzig mal unseren physischen Körper informiert und erschafft und dadurch unsere vorherige Realität mit "Streptokokken" zu einer Realität „ohne Streptokokken" werden lässt!

Wenn Ihr es noch genauer haben möchtet: Ihr betretet durch die Zeitbeschleunigung Eurer Gedanken eine Bewusstseins-ebene, die von uns aus gesehen in der Zukunft operiert. Diese Kleinhirn - Bewusstseinsebene dringt in eine noch tiefere Zukunft vor, in den Quantenschaum. Wir wären somit bei dem im Gammastrahlen-Bereich operierenden Bewusstsein angelangt. Von dieser Ebene aus sorgt das Kleinhirn-Bewusstsein nun dafür, die angeforderte Lösung in die physische Zeit, in die Mikrotubuli hinein "kollabieren" zu lassen.

Dies bedeutet, wir wählen eine Alternativ-Realität aus, schlagen sie dem Kleinhirn – Bewusstsein vor, das wiederum überprüft, ob es für Wachbewusstsein und physischen Körper vorteilhaft ist. Wenn ja (vorteilhaft), bezieht er die Lösung aus einem ganzen Ozean an Lösungspotentialen. Diese potentiellen Möglichkeiten liegen auch für den Human-Architekten selbst in dessen Zukunft, nämlich exakt im Bereich der Gammastrahlen. Von der Ebene dieses Gammastrahlen-Frequenzbereichs wird die angeforderte potentielle Möglichkeit zeitlich abgebremst auf UV-Licht-Frequenz; von hier aus weiter abgebremst, so dass das eben abgebremste UV-Licht als nächstes differenzierte Schwingungen (Oszillationen) in den Mikrotubuli entstehen lässt.

Zugegeben, das hört sich nach viel Zeit und viel Arbeit an. Dieser eben geschilderte Vorgang kann aber noch nicht einmal mit einer hundertstel Sekunde bemessen werden! Diese "Zeitsprünge" lassen sich nur realisieren, weil auf jeder Zeitebene auch ein dafür spezifisches Bewusstsein "wohnt", welches die Möglichkeit besitzt, Energie nach Bedarf oder Vorstellung zu verändern.

Ausgehend von sieben Bewusstseinsebenen haben wir durch den Humanarchitekten die vierte Bewusstseinsebene "unter Vertrag". Dieses mittige Bewusstsein ist tatsächlich "Hier und Jetzt" und bietet die Möglichkeit über die potentielle Zukunft die Vergangenheit positiv/konstruktiv zu beeinflussen. Vielleicht sind Eure Vorstellungen von Zeit wirklich nicht zeitgemäß!? Vielleicht haben Naturstämme wie die australischen Aborigines ein genaueres Wissen über Zeit, wie sie sich wirklich verhält und wie sie willentlich nutzbar gemacht werden kann.

In meinem Universum ist das alles Allgemeinwissen und eine

Selbstverständlichkeit. In Eurer Welt habe ich bemerkt, dass die meisten Menschen diese Vorgänge noch nicht einmal kennen und erst recht nicht bedienen können.

Die Frage ist, wie könnt Ihr die Gehirnareale und deren Bewusstseinsebenen erreichen, die dieses Potenzial der Selbstregulation bis hin zur Selbstheilung in sich tragen?

Hier bietet der Erdenmensch Bernd Laudenbach seine Erkenntnisse an.

Zwei Dinge noch: Einerseits müsst Ihr diese zeitlich-technischen Vorgänge nicht im geringsten verstehen, um trotzdem erfolgreich mit Hilfe der COBIMAX-Technik von Bernd Laudenbach umgehen zu können. Andererseits sind diese zeitlich differenzierten Bewusstseinsebenen die Grundbausteine Eurer physischen Realität. Sie sind der Stoff, aus dem Euer physisch gewordener „Traum" besteht. Durch dieses neue Wissen habt Ihr nun die Möglichkeit, die Wurzeln und deren Gesetzmäßigkeiten Eurer Realität zu verstehen und Ihr könnt im gleichen Zug beginnen, diese zu beherrschen.

Bei einem erneuten Treffen mit Bernd Laudenbach erklärte er mir seine Sichtweise auf Bakterien, Viren, Pilze, Parasiten und deren Wirken im Menschen. „Bakterien, Viren und Pilze haben mehr Wissen über die Funktionsweise des menschlichen Organismus und des menschlichen Geistes, als je von Menschen darüber geschrieben wurde, und wenden dieses entsprechend an."

Ich kann dies aus meiner Sicht nur bestätigen und freue mich, dass es wohl doch einige Menschen auf der Erde gibt, die dieses Wissen weitergeben können.

Nun lassen wir Bernd Laudenbach zu Wort kommen.

Großhirn, Kleinhirn, Mittelhirn

„Euer Wachbewusstsein - Euer Ichbewusstsein - hat seinen Sitz in der rechten und linken Gehirnhälfte. All Eure Erfahrung, jeder Gedanke, jede Emotion, alles was Euch je passiert ist, ist darin gespeichert. Wir haben eine Hälfte für Emotionen, die andere Hälfte für den Intellekt. Das Gehirn ist letztendlich gespalten.

Es hat primär die Aufgabe, das Überleben Eures biologischen, physischen Organismus sicher zu stellen. Das Wachbewusstsein dieses Großhirns ist mit den Sinnen verbunden: Mit dem Sehen, mit dem Hören, mit dem Riechen, mit dem Schmecken, mit dem Tasten, Gleichgewichtssinn - es gibt noch einige Sinne mehr. Es hat auch die Möglichkeit uns fortbewegen zu lassen, Arme und Beine zu bewegen und viele Dinge mehr.

Das Gehirn muss jede Eurer Bewegung vorausberechnen, um die molekulare Masse während dieser Bewegung zusammenhalten zu können. Das Gehirn ist also dafür zuständig, zusammen mit dem Kleinhirn, dass die Elektronen alle zusammenbleiben. Ihr seht also, dass Ihr hier der Chef über Euren ganzen Körper seid, der jeden Moment auseinanderfallen könnte.

Das Großhirn ist also der Scanner für die physikalische Realität.

Das Mittelhirn arbeitet mit Infrarotfrequenz. Wenn wir in absolut tiefe Trance verfallen, dann sind wir im Infrarotbereich. Wir können Stunden, Tage, ja sogar Monate im Voraus Dinge erfahren, die wir im Wachzustand nicht erfahren würden.

Im Mittelhirn sitzen u.a Hypophyse und Hypothalamus. Manche Menschen, die hellhörig und hellsichtig sind, besitzen ihre Fähigkeiten durch eine gesteigerte Aktivität des

Mittelhirnbereichs. Eine ganz kleine, für uns sehr wichtige Drüse, die Hypophyse, ist für unsere Cobimax - Methode das Sende- und Empfangsorgan. Die Hypophyse kann einen Menschen oder ein Tier anvisieren. Wir brauchen nur den Namen oder wir brauchen uns nur ein Bild vorzustellen und dann haben wir schon die Leitung aufgebaut.

Während Euer Wachbewusstsein, Eure rechte und linke Gehirnhälfte, alles feststellt, was im physischen Frequenzbereich erkannt und verarbeitet wird (fest, flüssig, gasförmig), hat das Kleinhirn ganz andere Aufgaben.
So wie Ihr viele kleine Zellen habt und Ihr der oberste Gebieter über diese Zellen seid, so ist Euer Großhirn die oberste Bewusstseinsinstitution für den gesamten physischen Körper.

Wenn wir aber auf das Kleinhirn schauen und verstehen wie es funktioniert, welche Optionen, Möglichkeiten, Fähigkeiten, Kommunikation es bietet, dann stellen wir fest, dass es bisher relativ ungenutzt war.

Während Ihr Euch über Euer Wachbewusstsein als einzelner Mensch differenziert, ist das Bewusstsein des Kleinhirns in jedem Menschen exakt das Gleiche. So könnte man sagen, dass der Humanarchitekt jeden einzelnen Menschen als jeweils eine Zelle seines gesamten Körpers (alle Menschen zusammen) sieht.

Ihr kommt mit Eurem Wachbewusstsein relativ jungfräulich auf die Welt, es will Erfahrungen machen, während Euer Kleinhirn als eine eigene Bewusstseinseinheit „fix und fertig" auf die Welt kommt. Wenn bei jedem Menschen das Kleinhirnbewusstsein das Gleiche ist, brauchen wir nur eine frequentale Anbindung vom Großhirn zum Kleinhirn.

Ihr bekommt durch die Cobimax-Methode wieder Anbindung ans Kleinhirn, damit Euer Großhirn Verbindung zum Kleinhirn aufnehmen kann. Das Interessante dabei ist, dass es keinen

Unterschied macht, ob ein Neuling oder ein alter Hase diese Kommunikationsmöglichkeit nutzt, also Cobimax praktiziert, das Ergebnis ist dasselbe.

Das Kleinhirnbewusstsein ist dafür zuständig, dass es erst einmal entscheidet, ob etwas für uns nützlich ist oder nicht. Daher entscheidet es auch, wie lange, wo und wie intensiv am oder im Körper gearbeitet wird. Wir geben nur die Richtung vor.

Jetzt müsst Ihr Euch vorstellen, dass alles Wichtige, was je gedacht wurde, Euer Kleinhirn für Euch speichert. Euer Kleinhirnbewusstsein ist die Verbindung von jedem Menschen zu jedem Menschen. So wie Euer Wachbewusstsein den Milliarden Körperzellen sagt: *Wir gehen jetzt in diese Richtung!* und alle Zellen gehen mit, so habt Ihr ein Kleinhirn-Bewusstsein, welches jeden einzelnen Menschen als jeweils eine Zelle seines quasi „übergeordneten" Organismus sieht."

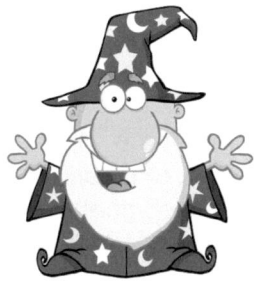

Die Mikroben machen uns vor, wie Überleben funktioniert und wie genetisch mutiert wird.
Sie stellen sich sehr schnell auf antibiotische Interventionen ein, indem sie ihre Gene modifizieren. Wie modifizieren sie Gene? Durch Gefühle!

Ohne dass Ihr es wisst, manipuliert Ihr Euch genetisch durch Eure Emotionen, allerdings meistens zum Nachteil. Die Emotionen sind von der Natur her so gedacht, dass sie Gene einschalten, umschalten, ausschalten. Die Mikroben besitzen die Macht, ihre Gene nach Wunsch zu manipulieren. Umweltveränderungs-Nachrichtensignale sind einerseits Gefühlshormone der kleinen Bakterien und zum anderen von Viren hervorgebrachte Signale, um ihr eigenes genetisches Material in einem Wirt zu verändern.
Gefühle sind von der Natur dazu geschaffen, um einer widrigen Umweltveränderung entsprechend den Körper und die Genetik so zu modifizieren, dass er unbeschadet und lebendig da durch geht.

Könntet Ihr Menschen das nicht auch? Natürlich!
Ihr könntet an ein Bewusstsein andocken, bei dem Ihr auch ein Gruppenbewusstsein habt und das ist das Kleinhirn-Bewusstsein, der Humanarchitekt. Habt Ihr eine Ahnung, was Ihr konstruktiv genetisch mit Euch machen könntet? Ihr habt noch nie mit dem Gedanken gespielt, weil Ihr es noch nie ins Auge gefasst habt oder Euch noch nie die Möglichkeit

gegeben wurde, dass Ihr Euch genetisch verändert, willentlich verändert. Wenn Ihr Zugang zu Eurem Kleinhirn habt, dann habt Ihr die Möglichkeit aus eigenem Antrieb.

Die Epiphyse gibt elektrische Signale ab. Und diese entscheiden, ob Gene ein -, um - oder ausgeschaltet werden. Wenn Ihr Einfluss auf diese Signale nehmen könnt, habt Ihr die gleiche Fähigkeit wie diese Mikroben.

Die krankmachenden Mikroben haben aber nur deshalb eine Daseinsberechtigung in Eurem Körper, weil Ihr Euch dementsprechend öffnet, indem Ihr Eure Zellrezeptoren durch alte Gefühlshormone schädigt. Das führt dazu, dass Ihr die Mikroben geradezu einladet.

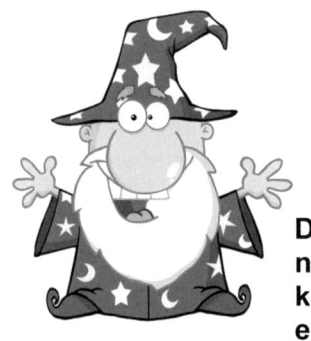

Die Viren und Bakterien, die nachfolgend beschrieben werden, können Einfluss nehmen auf Euer emotionales Verhalten!!!

Im Folgenden wird der Erdenmensch Bernd Laudenbach zu einigen Themen seine Erfahrungen mitteilen:

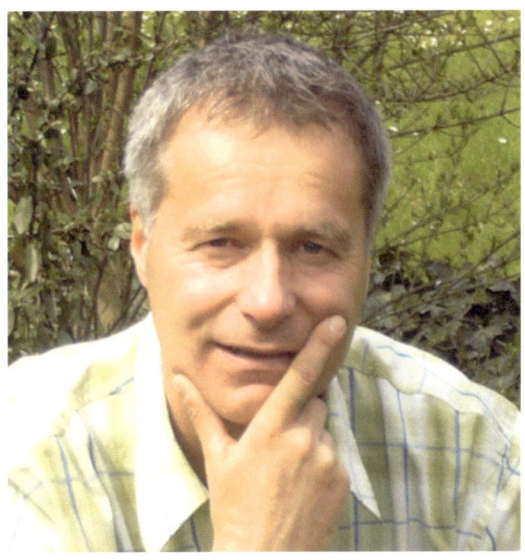

„Meine Lehrmeister sind keine Wissenschaftler, das sind die kleinen Krabbeltierchen!"

30

Bornaviren

„Die Kernaussage eines Vortrags war, dass die Bornaviren seit 140.000 Jahren im menschlichen Genom feststellbar seien. Diese Bornaviren sind in fast jedem Menschen enthalten.

Mich interessierte schon lange Zeit, welcher Erreger hinter dem Fluch des Pharao steckte. Alle, die damals das Grab des Tut-Ench-Amun erforschten, starben durch Selbstmord, Unfall und ähnlich.

Die heutige Wissenschaft vermutet, dass ein Pilz im Grab des Tut-Ench-Amun die Archäologen infizierte. Da bisher auf meine Abfrage *Pilzbefall* keine Reaktion kam, hinterfragte ich nun, ob derjenige „Grabräuber", einer der Wissenschaftler, die damals das Grab erforschten, Bornaviren hatte und wohin der Virusbefall geführt hatte. Durch das Überschreiten der Schwelle in die Grabkammer werden Bornaviren zu vermehrtem Wachstum angeregt, da damalige Pharaonenpriester wussten, wie das zu installieren ist.

Meine Reaktionen zeigten mir, dass ich richtig vermutet hatte. Das sind keine Pilze, wie sie seit Jahrzehnten von der Wissenschaft vermutet wurden, die zufällig da im Grab lauern, das sind Bornaviren. Dann müssen die Bornaviren programmierbar sein.

Wenn ich etwas Neues höre, überprüfe ich das sofort. Bis der Professor mit seinem Vortrag fertig war, hatte ich fertige Programme gegen die Bornaviren. So schnell geht das in meinem Kopf.

Wir haben herausgefunden, dass diese Bornaviren die Epiphysen-Signale, die einer Emotion entsprechen, kopieren können. Das kann zu emotionalen Zuständen führen, die einer Depression ähneln, wenn Bornaviren absterben. Wisst Ihr wieso? Weil bisher die Bornaviren einen Großteil unserer Emotionen für uns generiert haben.

Das bedeutet, die Epiphyse hat gemerkt, dass etwas anderes im Gehirn ist, was die gleichen emotional-elektrischen Signale erzeugt. Wer oder was das ist, ist der Epiphyse egal, und sie reduziert ihre emotional-elektrischen Schwingungen. Was wir also denken, wandelt sie nicht mehr in ein emotional-elektrisches Signal um, sondern sie reduziert nach und nach ihre Tätigkeit.

Die Epiphyse wird schwächer, kleiner, sie ist es nicht mehr gewohnt, selbst Signale zu erzeugen. Wir sind abhängig geworden von den emotional-elektrischen Signalen der Bornaviren. Sie erzeugen unsere Emotionen, unsere Emotionssignale, die wir ihnen eine Weile vorgelebt haben.

Nunmehr hält unser Gehirn die Bornaviren für so wichtig, da sie emotionale Signale generieren, dass es den Bornaviren eine Gehirnkarte freischaltet.

In der rechten und linken Hälfte des Großhirns haben wir für alle Organe, für alle Sinne und für den gesamten Bewegungsapparat sogenannte Gehirnkarten. Die Neurologen nennen das so.

Wir haben entsprechende Gehirnkarten für Magen, Dickdarm, Dünndarm, Zwölffingerdarm, Leber, Galle, für das Herz, also für jedes einzelne Organ und vor allem auch für jeden Sinn. Eine Gehirnkarte nimmt ein Areal im Gehirn ein, das eine bestimmte Größe hat. Je mehr wir etwas nutzen, um so mehr Platz nimmt diese Karte in Anspruch. Die Aufgabe dieser Gehirnkarten ist es, alles bisher Erlernte als Programm zu speichern und bei Bedarf das Programm abzuspulen.

Die Bornaviren werden in unseren Organismus durch eine Bornavirengehirnkarte integriert, als wären sie ein Organ des

Menschen.

Diese Bornaviren diskutieren nicht über Inkarnation oder Reinkarnation. In einer Stunde machen die Bornaviren „Highspeed-Reinkarnation". Wir eliminieren sie über Cobimax. Sie kommen wieder. In einer Stunde reinkarnieren sie zwei mal. Auch Viren haben das, was wir als Seele bezeichnen.

Die Bornaviren vollziehen nach mehrmaliger Inkarnation in einen Bornavirenkörper einen evolutionären Schritt, sie inkarnieren in emotionale Messengerpeptide des Wirts (Mensch). Plötzlich haben wir ein Eiweiß, das von der menschlichen Zelle gebildet wird, mit einem ehemaligen Virus-Bewusstsein. Dieses Virus-Bewusstsein ist bemüht, dass seine Nachkommen ebenfalls diese evolutionäre Leiter hochkrabbeln. Das bedeutet, sie nutzen uns, um evolutionäre Sprünge zu machen, die gigantisch sind.

Wir krebsen umeinander und wollen erleuchtet sein, die Bornaviren machen das stündlich, sie werden in menschliche Körper hochgehoben, das ist vorsätzlich genutzte Reinkarnation. Wir Menschen diskutieren noch darüber, ob es Inkarnation/Reinkarnation überhaupt gibt!
Die Bornaviren praktizieren es einfach. Ich sage immer: *Diskutieren bringt nicht viel, praktizieren, das bringt´s.* Ich nehme mir an diesen Bornaviren ein Beispiel.

Die Viecher unterwandern uns. Euer soziales und emotionales Fühlen, Denken und Handeln ist oftmals ganz einfach die Folge von Viren-Bewusstsein. Ihr werdet unterwandert und merkt gar nicht, dass Ihr von Viren gesteuert werdet, selbst Eure Emotionen. Wir denken, was will so ein kleiner Virus? Was kann der mir anhaben? Die Viren denken im Gruppenbewusstsein.

Das Gruppenbewusstsein Mensch ist der Humanarchitekt (Kleinhirn), genau so haben diese Viren einen Bornaviren-

Architekten, ein Gruppenbewusstsein, welches ihnen hilft, voranzukommen.

Das Tierreich macht es uns vor. Was denkt Ihr, wo ich mein Wissen herhabe? Ich forsche, wie kommen die voran, wie gehen die voran? Sie sind genial. Sie sind meine Lehrmeister. Ich synchronisiere mich mit Viren. Wie handeln sie, wie agieren sie?

Wenn Bornaviren ein Buch über das menschliche Gehirn, das menschliche Bewusstsein schreiben müssten, es wäre das genialste Buch auf dem Markt, wie wir funktionieren, wo wir unsere Schwächen haben. Ihr denkt, Ihr lest Freud und wisst etwas? Befasst Euch mal mit der Realität, wer oder was hat Macht über Euch? Diese Dinge interessieren mich.
Es sind die Viren, Bornaviren, Borrelien mit dazu. Wie kann es sein, dass ein popeliges kleines Virus unser Sozialverhalten und Emotionalverhalten steuern kann, Macht über uns hat?

Wenn Ihr die Bornaviren aus Eurem Bewusstsein nehmt, werdet Ihr erst einmal merken, dass Ihr so etwas ähnliches wie eine Depression bekommt. Eure Epiphyse muss erst wieder lernen, Gefühle zu generieren, also elektrische Signale zu generieren, der Emotion entsprechend. Aber wir sind so faul und so bequem, so dass wir sogar unsere eigenen Emotionen von Viren oder Bakterien erzeugen lassen. So spirituell sind wir.

Messengerpeptide kommen ja aus dem Zellkern hoch und erinnern den Stirnlappen daran, dass sich das Gehirn beispielsweise wieder ärgern soll.
In diesen Messengerpeptiden sind reinkarnierte Bornaviren - Seelen, das heißt, sie gehören zu uns.

Borrelien

Ich versichere Euch, dass noch kein einziger Hilfesuchender mit den Füssen voran aus meiner Praxis getragen wurde oder sich irgend jemand im spirituellen, esoterischen Nirwana wiedergefunden hat! Soweit die Statistik auf Menschen-Ebene.

Unzählige Todesopfer, übel zugerichtete und Schwerverletzte sind allerdings in der Statistik der von mir angegriffenen Mikroben zu verzeichnen. Dies hört sich vielleicht ironisch an, ist es aber gar nicht, da hierbei sehr intelligente Wesen (Bakterien, Viren, Pilze) eliminiert werden! Oder wie würdet Ihr es bezeichnen, wenn ein mit modernsten chemischen und elektrischen Waffen ausgerüstetes Mediziner- und Therapeutenheer dieser Mikroben-Fußtruppe den Krieg erklärt, - ihn aber doch nicht gewinnt!? Gibt es da etwas an diesen verteufelt kleinen aber gemeinen, krabbelnden, schwimmenden, bohrenden Erregern, was sie uns Therapeuten voraus haben oder wir am Ende überhaupt nicht haben?

Diese Fragen sollten wir uns stellen, denn gegen Borrelien-Mutanten zum Beispiel oder mittlerweile viele Viren ist unser medizinisch-taktisches Vorgehen mit der Wirkung einer Platzpatrone zu vergleichen!

Was macht diese Winzlinge so erfolgreich in ihrer Abwehr, in ihrem Überleben, in ihrer Fähigkeit sich anzupassen? Mit Sicherheit nicht deren Denkfähigkeit, denn ihr "Gehirn" ist ja viel kleiner als unseres! - Hoppalla! - und da machen wir schon den entscheidenden Denkfehler: Wir schließen von unserem Gehirnvolumen auf dementsprechende Intelligenz!

Da ich allen Erregern ein hohes Maß an Intelligenz zubillige, unterschätze ich diese nicht. Nun möchte ich auch nicht den Eindruck erwecken, ich sei der Meinung, das unsere kleinen "Freunde" mehr Einstein sind als wir.

Der wirklich entscheidende Unterschied zwischen "denen" und uns ist, dass Mikroben das von der Natur für sie bereitgestellte dynamisch intelligente Kommunikationssystem zu 100% ausschöpfen. Ich behaupte, dass die Mikroben das "Volumen" ihres Denkapparates voll nutzen.

Würden wir Menschen unser Gehirnvolumen auf die Größe bringen, wie wir es tatsächlich nutzen, so hätten wir eine Erbse zwischen beiden Ohren.

Man stelle sich vor, dass diese Winzlinge durch den rechten Gebrauch von intelligenten Kommunikationssystemen eigene (Körper)funktionen willentlich steuern, eigene Genetik willentlich manipulieren, menschliche Genetik willentlich manipulieren!! Und was machen derweil unsere Forscher? Versprechen Zaubermittel, Impfstoffe genannt, Antibiotika genannt, die den sich daraus entwickelnden Mikrobenmutanten nicht mehr als ein müdes Stirnrunzeln abgewinnen.

Das oben erwähnte dynamisch intelligente System ist eine Gruppenintelligenz, die Lebewesen–spezifisch / Art- spezifisch einzelne Individuen bei Bedarf, das heißt, in weniger als einer Sekunde bewusstseinsmäßig und frequenzmäßig synchronisiert.

Dies hat zur Folge, dass die Gruppe von einem übergeordneten Bewusstsein gesteuert wird. Nicht nur bei Mikroben können wir diese synchrone Steuerung beobachten, auch bei Vogelschwärmen, bei Fisch-Schulen.

Für mich gleicht es einem Wunder, wenn 20.000 Heringe futtersuchend durch die Tiefe paddeln und ganz plötzlich ihr "ungeordnetes", bis dahin noch asynchrones Paddeln synchronisieren, um in weniger als einer Sekunde Größe und Form eines Walfisches anzunehmen, welches dem vorbei schwimmenden hungrigen Haifisch Respekt einflößt, der den

Schwanz einzieht und sich ein leichteres Opfer sucht.
Schaut Euch einen Vogelschwarm an, wie die einzelnen Vögel, wie durch einen unsichtbaren Faden verbunden, alle gleichzeitig die Flugrichtung ändern, ohne jegliche Zeitverzögerung.

Die Anwesenheit von Millionen von Borrelien in einem menschlichen Organismus sollte als EIN Borrelienbewusstsein verstanden werden. Selbstverständlich gibt die einzelne Borrelie dadurch nicht ihre Individualität auf. Sie wird mächtiger durch die Synchronisierung und hat eine größere Chance zu überleben und sich zu vermehren.

Borrelientoxine?
Eine sehr gute Frage! Im Sinne von toxisch gibt es da einiges aufzuzählen. Eine der Unterfragen daraus ist, wie geht das Immunsystem des Betroffenen mit diesen Toxinen um.
Sehr häufig tauchen bei meinen Recherchen folgende als Toxin zu bezeichnende "Dinge" auf. >Borrelien-Fäkalien< hört sich ziemlich anrüchig an und wirkt auch dementsprechend massiv. >Borrelien verursachtes CH4 (Kohlenwasserstoffe)< kann man als Propan, Ethan, Butan bezeichnen, was von ihrem Wirt (Mensch) als Pups (Entschuldigung!) bezeichnet wird. Dies wird von unserem Immunsystem ebenfalls nur sehr schlecht verarbeitet. Das ist nur ein kleiner Auszug aus meiner >Borrelien-Toxinskala<.

Borreline
Was ich hier als >Borrelin(e)< bezeichne, sind Moleküle, die die Borrelien produzieren und zielgerichtet an unsere Zellrezeptoren abgeben, um die Einfuhr von im Speziellen Spurenelementen, Mineralien, Elektrolyten und Hormonen in die Zelle zu kontrollieren oder ganz zu unterbinden.
Häufigste blockierte Rezeptoren, die ich finde, sind die für Kalzium-, Phosphor-, Magnesium-, Natrium- und Kalium-Aufnahme. Der Vorgang ist ein raffinierter, aber logischer. Hier kontrollieren die Borrelien unsere Zellchemie, mit dem Ziel

unsere Zellelektrizität zu dominieren. Zum größten Teil haben die von mir als Borrelin(e) bezeichneten Toxine die Aufgabe, Körpertemperatur des Wirts, noch wichtiger aber dessen Zellelektrizität zu kontrollieren.

Große Sorgfalt legen spezifische Borrelien (in dem Fall "Garinii") auf das mittels ihrer Toxinplatzierung verursachte Aushungern von Nervenzellen. Dies löst eine Übersäuerung in diesen betroffenen Nervenzellen aus und führt zum Abisolieren derer Schutzschichten (Myelin und Schwannsche Scheide). Die daraus dauerhaft in diesen Gebieten entstehenden elektrischen Kurzschlüsse bilden das ideale elektrische Milieu für die Garinii-Borrelien.

Großes Entgegenkommen auf diesem Gebiet stellen Schwermetall-Partikel, Zahnmetallpartikel, im speziellen Quecksilber- und Amalgampartikel (na wo kommen die alle wohl her?) dar, die aber elektromagnetisch akkumuliert sein müssen. Diese, unsere Borrelien in ihrer rechtschaffenen Arbeit unterstützende "elektromagnetische Toxifizierung" übernimmt der Mensch selbst durch: Handytelefonieren, Gebrauch von Schnurlostelefonen, WLAN, Überwachungs-anlagen.
Im Besonderen möchte ich hier die Türöffnungsanlagen in Kaufhäusern erwähnen. Durch eine ausgesprochen starke Infrarot-Emission und diverse andere Wellenlängen, die diese Türöffnungssysteme abgeben, wird das eh schon durch die oben genannten Metalle chemisch kontaminierte Zellgebiet zusätzlich für eine nicht gerade kurze Zeit elektromagnetisch akkumuliert / aufgeladen!

In der Praxis stelle ich also fest, wo meine Borrelien-Patienten gerne einkaufen. Das ist kein Scherz, es ist nachprüfbar. Aldi, Lidl, Penny ...
Die Krönung für Garinii-Borrelien ist allerdings der Bummel durch eine Shopping-Mall. Hier haben wir hunderte Türschließanlagen, die nach dem oben beschriebenen System

funktionieren, dem nicht-metallpartikel-belasteten Menschen zwar wenig antun, dem "Metallträger" und Borrelien-Befallenen aber größte Probleme bereiten.

Stellt Euch bitte vor, dass in kürzester Zeit mehr als hundert dieser elektromagnetischen Strahler passiert werden. Ihr müsst nicht in das Geschäft gehen, es reicht ein Vorbeilaufen im Abstand von weniger als fünf Metern zur Eingangstür.

Ähnliche elektromagnetische "Toxifizierung" finden wir in Flughafenanlagen. Und jetzt noch einmal: Diese Strahlen-Emissionen stellen die Lebensgrundlage diverser Borrelien dar. Versteht Ihr nun eher, wieso Borrelien gerne shoppen gehen und mal eben einen Nachmittag im Flughafen verbringen?
Durch unsere technisierte Umwelt sorgen wir, natürlich ungewollt, für ein breit gefächertes elektro - toxisches Feld, das auf uns einwirkt. Nutznießer sind in jedem Falle die Borrelien. Sie sind im wahrsten Sinne Elektro-Junkies, die durch oben beschriebene Vorgänge ihr eigenes Territorium in uns wesentlich leichter ausbauen und ihre Toxine in uns leichter platzieren können.

Die von mir erkannten Zusammenhänge habe ich mit meiner eigenen Methode Cobimax erarbeitet, sie gibt mir aber gleichzeitig die Möglichkeit, viele dieser Missstände sofort zu korrigieren.

Ein Beispiel aus meiner Praxis:
Ein Mann kam zu mir mit einer Allergie und Erstickungsanfällen. Er hatte alles ausprobiert. Es hat ihm die Erkenntnis gebracht, dass alles nichts half. Ich habe den Mann mit Cobimax überprüft, analysiert und habe festgestellt: Borrelien. Seine Allergie war induziert durch Borrelien.

Borrelien - Gehirnkarten
Das Gehirn hat über alle Funktionen und Organe sogenannte

Gehirnkarten. In solchen Gehirnkarten sind Programme gespeichert, wie mein Magen zu funktionieren hat, wie meine Leber zu funktionieren hat, wie Bewegung zu funktionieren hat, wie das Auge, das Gehör zu funktionieren hat. Für alle Bereiche gibt es unterschiedliche Gehirnkarten.

Ich habe überprüft, inwieweit die Borrelien die Fähigkeit besitzen, ganz bestimmte Proteine im Gehirn bilden zu lassen, ähnlich wie die Struktur von Kokain, einen Stoff, der normalerweise Delta Foss B genannt wird. Es ist ein sehr süchtig machender Stoff. Er wird normalerweise sofort in hohem Grade gebildet, wenn Ihr Kokain einnehmt, d. h. nach einmaligem Gebrauch von Kokain wird dieses Delta Fos B hergestellt. Delta Fos B bewirkt, dass Teile des Gehirns schon bei einmaligem Gebrauch süchtig danach werden.

Unter einer gewissen Anreicherung von Delta Fos B passiert folgendes: Es werden Gene eingeschaltet in unserem Gehirn, die dem, was wir da gerade machen oder tun, ein Programm gleich nachschalten. Wenn wir Kokain einnehmen, schon zwei bis drei mal, dann haben wir eine hochgradige Sucht, das heißt, das Gehirn verändert seine Struktur und bildet richtige Kokainprogramme, obwohl das Kokain momentan gar nicht im Körper ist. Es ist aber trotzdem so, dass der Körper kokainrauschähnliche Minuten erlebt, obwohl kein Kokain da ist. Die Programme sind schon installiert im Gehirn.

Dieses Delta Fos B führt also zur Programmierung und zur Kartenbildung. Genauso sind also die Borrelien fähig, ähnlich diesem Stoff, Borrelines Fos B zu bilden. Borrelines Fos B hat die Fähigkeit, im Gehirn des Patienten ein eigenes Borrelienprogramm zu starten. So wie Magen, Darm, Augen, Sinne, Sprechen, Bewegen jeweils eine eigene Karte im Gehirn haben, beginnt die Borrelie ihr Dasein im Gehirn zu etablieren.
Die Borrelien sind so real, auch wenn sie eliminiert sind. Die Leute haben nach wie vor noch Schmerzen, weil es Programm

ist. Völlig abgefahren, aber das ist dann so.

Da können wir mit äußeren Mitteln kommen, wie wir wollen. Erst wenn wir Zugriff auf diese Gehirnkarten-Programme bekommen und auf diese Chemikalie, dann können wir auch solche Programme eliminieren.

Wir sind vorgeschädigt, wenn wir emotional unbeherrschte Menschen sind. Borrelien erkennen genau, wo Zellrezeptoren nur noch ganz bestimmte emotionale Neuropeptide aufnehmen können und stellen dann sogenannte Borreline her. Sie sind fähig, diese emotionalen Neuropeptide, wie sie beispielsweise durch Wut oder Hass gebildet werden, zu kopieren. Durch unser nicht-intaktes Zellrezeptoren - System bringen sie sich mit in unsere Zelle ein und können so bis in unser Bewusstsein als eigenes Programm vordringen.
Ursache dafür sind wir und unsere unbeherrschten Emotionen, versteht Ihr das?

Alle Borrelien, ohne Ausnahme, haben Zugang zu Mensch und Tier, weil Zellrezeptoren in Mensch oder Tier emotional geschädigt sind.

In einem gesunden Zellrezeptor, der seiner Aufgabe entsprechend auch Mineralien, Vitamine, Enzyme, Elektrolyte, Hormone aufnimmt oder Toxine ausleitet, können diese Borrelien nicht Fuß fassen. Aber dort, wo wir Zellrezeptoren emotional geschädigt haben, erkennt die Borrelie dieses Defizit und bildet molekular-geometrisch das emotionale Neuropeptid rein äußerlich exakt nach und schleust es anstatt des Gefühlshormons durch den Rezeptor in die Zelle.

In dem Moment können die Borrelien inkarnieren und können sich auch in menschliches Gewebe einbringen.

Sind wir den Jungs nicht böse, sie sind auch nicht die Verursacher der ganzen Probleme, sondern sie sind diejenigen, die einfach die Gunst der Stunde nutzen, die wir Ihnen durch unsere emotionale Unaufmerksamkeit bieten."

Ursprungssprache

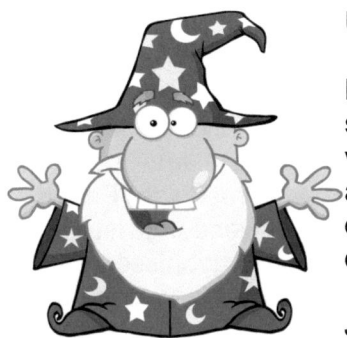

Bernd Laudenbach suchte seit seinem 9. Lebensjahr nach einer vereinheitlichenden Sprache, die alle Menschen sprechen. Gibt es eine Sprache, die vollkommen ohne Verbalik auskommt?

Jahre später lag er nachts schlafend in seinem Bett. Im Traum, der ihm äußerst real erschien, schwebte er an der Zimmerdecke und sah sich neben seiner Frau liegend. Sein erster Gedanke war, so sieht es aus, wenn man stirbt. Im nächsten Moment fühlte er sich wie von einem Gummiband durch einen beleuchteten Tunnel gezogen und fiel auf Wüstensand. Zwei Aborigines kamen auf ihn zu, blickten ihm tief in die Augen und zeichneten mit feinen Stöckchen Zeichen auf seine Beine. Blut tropfte in den Sand. Kurz darauf wurde er wieder durch diesen Tunnel zurück in seinen Körper gezogen, was mit lauten Geräuschen verbunden war. Er wachte auf und blutete aus Ohren und Nase.
Dies geschah insgesamt drei Mal in fünf Nächten.

Erst eineinhalb Jahre später begriff er, was diese Zeichen bedeuten: Es war die von ihm gesuchte Kommunikation, die alle Lebewesen verstehen.

Herausgefunden hatte er in seiner eigenen Forschungsarbeit, wie diese Kommunikation funktioniert, wie diese anzuwenden ist und baute daraus seine Kommunikations- und Therapieform COBIMAX auf.

Was ist COBIMAX?

Die Communikationsbiologische Matrix, kurz COBIMAX, ist ein Kommunikationsverfahren für Eigenanwender sowie für Therapeuten, welches die Möglichkeit der sofortigen Einflussnahme auf emotionale sowie körperliche Probleme bietet. So unglaublich einfach die Anwendung ist, umso erstaunlicher sind die Reaktionen und Ergebnisse. Um mit COBIMAX arbeiten zu können, bedarf es keiner technischen Hilfsmittel, wie Computer oder elektromagnetischer Sender.

Dem Wachbewusstsein (Ich-Bewusstsein) bisher unzugängliche Gehirnregionen, wie Mittelhirn und Kleinhirn werden durch sprachliche Befehlsführung aktiviert und gewährleisten ein Kommunizieren mit dem eigenen Unterbewusstsein oder dem Unterbewusstsein jedes anderen Menschen.

Ein willkürliches Manipulieren anderer Personen auf geistiger oder körperlicher Ebene mit COBIMAX ist nicht möglich. Dieses System ermöglicht dem Anwender, bis in die subatomaren Ebenen der menschlichen Zelle einzudringen und erfolgreich in die Tiefen menschlichen Unterbewusstseins vorzustoßen.

Fassen wir zusammen:

COBIMAX (Communikations-Biologische Matrix) ist also ein Kommunikations- und Therapieverfahren, das es ermöglicht, eine große Bandbreite unterschiedlichster Krankheiten auf körperlicher und emotionaler Ebene anzugehen. Es ist ein mental-invasives Verfahren, das den Anwender/Therapeuten befähigt, mit Hilfe seines Kleinhirnbewusstseins Zugang zum autonomen Nervensystem des Patienten zu bekommen. Dieses Kommunikationswerkzeug reduziert alle Sprachen der Welt auf ihre elementare Funktion: die Erzeugung von Bildern (Hologrammen) durch das Gehirn. Nach Ansichten der Quantenphysik (David Bohm, Roger Penrose) reproduziert sich unser biologischer Körper in etwa 42-mal pro Sekunde.

Diese Reproduktion ermöglicht dieser Methode den Zugriff zur Schnittstelle innere/äußere Realität, um Verbesserungsvorschläge in Form von Hologrammen über das Unterbewusstsein des Kleinhirns einzuspeisen. Wie unterschiedliche Gehirnteile "Zeit" völlig verschieden wahrnehmen und entsprechend verarbeiten; wie ein in unserem Kleinhirn sitzendes Bewusstsein anscheinend Wunder wirkt und wie sich all das praktisch anfühlt, wird nicht nur erklärt, sondern der Mensch erfährt es direkt.

Bernd Laudenbach zeigt in diesem Buch einige Bilder-Themen in seiner Zeichensprache.
Das Betrachten geschieht auf eigene Verantwortung.

Es sei hier noch einmal darauf hingewiesen, dass auf der Erde für den medizinischen Laien diese Methode weder Arzt noch Heilpraktiker ersetzt und niemals zum Absetzen von Medikamenten auffordert.

COBIMAX-Bilder mit Wirkung

„Die in den Bildern erkennbaren Zeichen entsprechen keiner bekannten Schrift oder Verbalsprache. Gleichwohl stehen diese Zeichen aber für die Übermittlung und Verarbeitung von Daten aus einer optionalen potenten Zukunft des Bildbetrachters. Dem Wachbewusstsein völlig unverständlich, richtet sich der Inhalt dieser Schriftzüge einzig und alleine an das im Kleinhirn agierende Unterbewusstsein. Dieses Unterbewusstsein sieht uns selbst, also den Bildbetrachter, als seine Vergangenheit an. Die Arbeitsfrequenz dieses Unterbewusstseins liegt im Bereich der Ultraviolettlicht-Frequenzen, die gleiche Frequenz, in der die Schriftzüge der dynamisch intelligenten Bilder agieren. Somit eröffnet sich mit diesen kommunikativen Bildern die Möglichkeit, unseren Körper wie gleichsam unsere Emotionen durch die Kontaktaufnahme zum eigenen Unterbewusstsein konstruktiv zu beeinflussen.

Einerseits können wir das Bild mit unseren Augen betrachten und den Inhalt des Bildes visuell aufnehmen. Andererseits besteht die Möglichkeit, das Bild mit den Händen zu „sehen": Durch bloßes kurzes Betasten des Bildes übermittelt sich der ans Unterbewusstsein des Betrachters gerichtete Bildinhalt.

Diese Bilder durchbrechen kontrollierende Barrieren und psychische Begrenzungen, die das Wachbewusstsein aus Gründen der Angst und Unwissenheit errichtet hat. Vor vielen Jahrtausenden, als die Menschheit noch nicht der schlimmsten Krankheit des Intellekts erlag, war es jedem Menschen möglich, sich mit sich selbst und mit jedem anderen Menschen in dieser mächtigen Sprache zu unterhalten.

Die cobimaximierte „Sprache" ist die Kommunikationsform des Nichtangepassten und Nichtzivilisierten in uns selbst. Dieses Sprachsystem trägt in sich eine unterbewusste Form der Selbstkontrolle darüber, was als Information zum Empfänger weitergeleitet und verarbeitet wird. Eine vorsätzliche oder ungewollte Manipulation zum Schaden des Bildbetrachters ist unmöglich. Jede Bildnachricht wird mit dem geringsten

Energieaufwand, aber dem größten Nutzen für den Bildbetrachter durch den Bildbetrachter erarbeitet.

Die Bilder zeigen die Ursprungssprache von COBIMAX mit unterschiedlichen Themen und ihrem mitunter schädigenden Einfluss auf unsere Gesundheit, die beim Betrachter körperliche Reaktionen auslösen können. Diese Reaktionen beinhalten aber auch gleichzeitige Korrekturmaßnahmen.
So einzigartig und individuell jeder Betrachter ist, können dem entsprechend je nach Problemen vielfältige Reaktionen auftreten. Angefangen bei starker Müdigkeit bis hin zu mehrminütigem Tiefschlaf, häufiges und tiefes Gähnen, Ameisenkribbeln bis völlige Taubheitsgefühle einzelner Gliedmaßen, Blähgefühle im Bauchbereich, Wärme, Kälte, Schwindel, Kopfschmerzen, Migräne, völlige Schwere bis hin zum nicht mehr Anheben können einzelner Gliedmaßen. Organe können stark spürbar werden; Enge oder Kloßgefühl im Hals, ganze Wirbelsäulenabschnitte machen sich bemerkbar, deutliche Reaktionen im Herzbereich, Schwere und Enge in der Brust oder erschwertes Atmen bis Atemnot. Anvisierte Gefühle können in aller Deutlichkeit erlebt werden. Die Skala der möglichen Reaktionen ist nach oben offen. Dies soll den Betrachter nicht erschrecken, sondern nur darauf hinweisen, dass Stärke und Lokalisation der eintreffenden Reaktionen nicht immer den Erwartungen des Wachbewusstseins entsprechen.

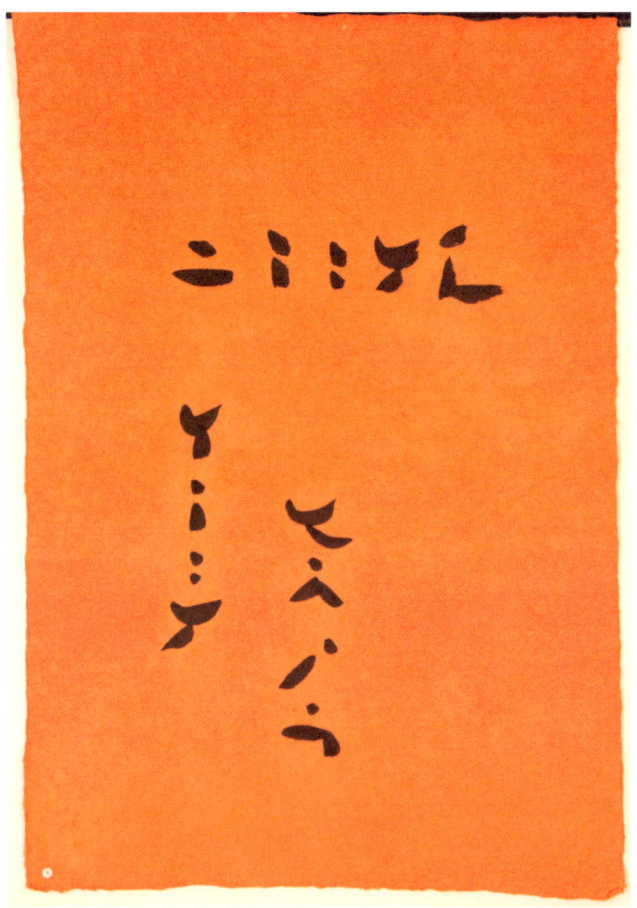

In Messengerpeptide inkarnierte Bornaviren- und Borrelienseelen

Dieses Bild ist aktiviert.
Bitte Reaktionen beobachten und ausklingen lassen.

Mutterbindung und kein Ende?

„In den letzten 3 Schwangerschaftsmonaten beginnt das Gehirn der Mutter mit dem Gehirn des Kindes zu telekommunizieren.
Alles, was die Mutter denkt, was sie fühlt, selbst wenn sie sich ihr Knie anstößt, diese Emotionen, diese Gefühle werden direkt auf den Fetus im Mutterleib übertragen.
Es ist ein ständiges Senden und Empfangen zwischen den Gehirnen des werdenden Kindes und der Mutter.

Das kindliche Gehirn wird vorbereitet, mit seinem eigenen physischen Körper zu interagieren. Über ihre Hypophyse sendet die Mutter alle ihre Eindrücke an die Hypophyse des Kindes. Alle Eindrücke werden direkt auf das Kind übertragen. Das bezieht sich sowohl auf Wahrnehmungen von außen als auch innerhalb ihres eigenen Körpers, wie Schmerz, Freude und ihre gesamte Gefühlswelt.

Die kindlichen Sinne werden dadurch angeregt zu interagieren. Das kindliche Gehirn beginnt sehr schnell intensiv zu arbeiten. Um das alles zu steuern, hat die Mutter in ihrem Gehirn eine sogenannte Schwangerschafts - Gehirnkarte.

Wenn das Kind geboren und die Nabelschnur durchtrennt wird, stellt die Schwangerschafts-Gehirnkarte durch Informations-Moleküle normalerweise ihre Arbeit wieder ein.

Bei vielen westlichen Frauen sind die Polygam-Oxytocin-Rezeptoren von Bornavirenhüllen besetzt, man sagt auch Borna-Viren-Ghost. Das bedeutet, im Gehirn der Mutter kann nicht registriert werden, dass sie soeben entbunden hat. Das führt dazu, dass sie ihr Kind weiterhin unterrichtet mit ihren Emotionen, ihren Gedanken, ihren Krankheiten.

Postfetalgravitationierung (PFG) bedeutet, dass die

Gedanken, Gefühle, Symptome, Krankheiten der Mutter auch nach der Geburt weiter über die noch vorhandene Schwangerschaftsgehirnkarte auf das Kind übertragen werden.
Diese Vorgänge sind nicht bekannt und keine Mutter macht das mit Vorsatz.
Das sind Dinge, die wir mit der Cobimax-Methode erst erkennen und dann sehr gut korrigieren können.

1. Beispiel: Eine Mutter, etwa 40 Jahre alt, kam mit ihrem Sohn, knapp 11 Jahre alt, der seit Geburt Neurodermitis hat.

Mir ist aufgefallen, dass der Junge, wenn ich ihm eine Cobimax-Abfrage mental eingab, überhaupt nicht reagierte, die Mutter aber heftigst reagierte. Nach einigen Themen überlegte ich, ob es sein könnte, dass hier noch die ursprüngliche Verbindung vorhanden sein könnte.

Ich habe den Sohn behandelt und jetzt kommt das Interessante: Ich habe ihm nur drei Themen eingegeben, ob er pathologischer Weise mit seiner Mutter über eine sogenannte Schwangerschafts-Gehirnkarte verbunden ist. Dabei hat er nicht reagiert, aber die Mutter. Dann habe ich noch mental gefragt, ob seine Erkrankung eigentlich gar nicht seine Erkrankung ist, sondern er mitleidet für seine Mutter - und sie reagierte heftig. Zusätzlich habe ich noch seine Mutter mental abgefragt, ob ihre Hormone von der Gehirnkarte her seine Haut verunstalten, weil sie ja zum Teil noch Schwangerschaftshormone bildet. Hierbei reagierte nicht die Mutter, sondern der Sohn.
Ich habe bis jetzt herausgefunden, dass diese krankhafte Verbindung sich auf beide Seiten auswirkt.

So können wir uns das vorstellen, dass bei einer noch aktiven „Schwangerschafts-Gehirnkarten-Verbindung" zwei völlig unterschiedliche Bewusstseinseinheiten vom kindlichen Bewusstsein bedient werden müssen. Wir können es als schizoide Erkrankung sehen. Es ist trotzdem ein völlig anderes Krankheitsbild, wir können es mit unseren normalen Maßstäben nicht messen, es muss ein neues Verständnis und Denken erbracht werden. Ich nenne es parallel-schizoide Zellelektrizität. Die Zelle ist chemisch-elektrisch vollkommen überfordert. Dadurch können auffälliges emotionales Verhalten und natürlich auch körperliche Defizite entstehen..

Das meiste über diese nicht gekappte Schwangerschafts-Gehirnkarte in Mutter und Fetus-Gehirnkarte im Kind erfährt man, indem man beide vor sich sitzen hat. Dann sieht man, wer auf wessen Thema reagiert. Man beobachtet diese unglaubliche Verflechtung und dass hier Gedanken, die der eine hat, Gefühle in dem anderen bewirken.

2. Beispiel: Eine Patientin, 52 Jahre alt, erzählte mir, dass sie seit Jahren immer wieder große Probleme mit ihrer Mutter hat, die über 80 Jahre alt ist. Sie vermutet, dass es irgendwelche Verbindungen gibt, die ich aber anzweifelte.

Bei der Befragung über Cobimax musste ich feststellen, dass es bei diesen beiden, Mutter und Tochter, tatsächlich noch eine Gehirnkartenverbindung gibt, so dass die Mutter nach wie vor immer noch schwanger ist mit ihrem Kind und das Kind immer noch im Mutterleib zu sein scheint. Diese Verbindung besteht jetzt seit etwa 53 Jahren! Das heißt also, körperlich wurde die Tochter geboren, aber die Gehirnkarte der Mutter hatte die Geburt nicht registriert und dementsprechend die Verbindung nicht getrennt.

Diese beiden Menschen haben sich ständig Daten übermittelt, und zwar zu einem emotional ganz genau vorgegebenen Thema. Die Tochter hat der Mutter alles abgenommen, was irgendetwas mit Leid zu tun hatte. Psychisches Leid wie physisches Leid. Die Tochter hat es gespürt, wenn es der Mutter schlecht ging.

Umgekehrt habe ich dann festgestellt, dass die Mutter jemand ist, die das Leid gerne abgibt, das heißt also, sie verursacht nicht nur Leid, sie verursacht Qualen.

Der Tochter ging es richtig schlecht. Interessant ist, dass beide trotzdem eine sehr innige Mutter – Tochter - Liebesbeziehung zueinander haben. Die Tochter beispielsweise assoziiert Liebe absolut mit Leiden, mit Mitleiden. Die Mutter gerade umgekehrt, sie verbindet Liebe immer mit Qual, mit quälen. Nicht mit „gequält werden". Sie wurde zwar von ihrem Mann gequält, wie ich erfahren habe, und es ging ihr schlecht in der eigenen Familie, aber diese Qualen gibt sie gerne ab und zwar an ihre Tochter.

Hierbei ist zu bemerken, dass diese Vorgänge für beide vollkommen unbewusst ablaufen.

Normalerweise dürfte die Tochter mit unserer Cobimax- Kommunikations- Methode nicht reagieren. Ich habe bewusst nur die Mutter behandelt, die etwa 120 km entfernt war. Ohne, dass die Tochter jetzt wusste, dass ich der Mutter dieses Thema eingegeben hatte, hat die Tochter aufs Heftigste reagiert.

Hier ist die Verbindung zwischen Ursache und Wirkung immer gegenüber gesetzt. Wenn die Mutter quält oder gequält wird, spürt sie das niemals selbst, sondern die Tochter spürt das im gleichen Moment.

Man zeigt nicht nur Liebe oder Ärger, sondern man übermittelt es. Der ganze Körper ist auf Gedeih und Verderb, ob das Kind will oder nicht, mit eingebunden.
Das hat nichts mehr mit Freiheit im Leben zu tun, es ist eine so enge Verwobenheit, als wären sie siamesische Zwillinge, wo der eine emotional auslösend hingeht, muss der andere folgen.

Es ist für Mutter und Kind sehr gewinnbringend, wenn ich beide gleichzeitig vor mir habe und man sieht, wie verworren dieses Hin- und Herhüpfen ist.

Postfetalgravitationierung ist also Schweremachung, es läuft über die Epiphyse und geht zurück bis ins 3. Glied, also Mutter, Großmutter, Urgroßmutter.

Diese schweren Gefühle und Emotionen werden in der Hauptsache über die Epiphyse des Kindes nachempfunden. Die Mutter überträgt ihre Gefühle und Gedanken auf die Epiphyse des Kindes. Die elektrische Gefühlsgenerierung des Kindes läuft in dem Sinn so weiter, dass das Kind zu einem großen Teil die Gefühle der Mutter miterleben muss. Dadurch werden seine Gene ein-, um- und ausgeschaltet. Es können im kindlichen Körper sogenannte Antigene entstehen und es können Antikörper die eigenen Antigene bekämpfen.

Im Klartext bedeutet das: Dem Gehirn ist egal, welche Emotionen und Gedanken es generieren muss. Aber das kindliche Immunsystem hat ein Problem, denn die genetischen Muster entsprechen nicht dem eigenen Körper, also nicht den Gedanken und Emotionen des Kindes selbst, sondern der Mutter. Das Immunsystem ist dadurch katastrophal überfordert. Das Immunsystem bewertet die eigenen Organe als implantierte Organe, weil sie die emotionale Signatur der Mutter tragen.

Eine autonom autarke frequenzspezifische Adresse bedeutet die Speicherung eines autonomen Menschen im Gruppenbewusstsein Mensch (Kleinhirn). Ein Kind, das noch über Postfetalgravitationierung mit seiner Mutter verbunden ist, hat noch keine eigene Adresse im Gruppenbewusstsein/ Schwrmbewusstsein Mensch.

Wenn diese Postfetal-gravitationierung nach der Geburt weitergeht, nicht nur 1 Jahr, auch 30 Jahre oder länger, oder, wenn die Mutter schon längst gestorben ist, läuft immer noch ein Gehirnkartenprogramm, das immer weiter die emotionalen Programme der Mutter für uns abspult. Es ist wie ein Looping, das sich einfach immer wiederholt und wiederholt. Wir müssen auch die sozial-emotionalen Programme löschen, denn dadurch bekommen wir Platz, um neues, eigenes emotionales Empfinden zu gestalten. Die Leute, die die ganze Zeit darin hingen, 10 oder 50 Jahre, kennen Autonomie nicht, selbst die eigenen Emotionen und die eigene Realität nicht.

Durch die Cobimax-Eingabe „Ich besitze schon immer eine eigene autonom autarke frequenzspezifische Adresse" dürfte keine weitere Person mitreagieren.
Wenn ich mit unserem System jemanden „anfunke", darf auch nur derjenige reagieren. Wenn derjenige noch verbunden ist mit einer anderen Person, reagiert der andere mit. Im Falle der Postfetalgravitationierung funke ich das Kind an und Mutter oder Großmutter reagieren mit.
Das muss alles aufgetrennt werden.

Noch ein Beispiel: In meiner Praxis saß ein kleiner Junge von etwa 5 Jahre mit seiner Mutter und Großmutter. Seit er sprechen kann, stottert er. Meine erste Abfrage lautete: *Ursache Stottern.* Der Junge reagierte überhaupt nicht, die Mutter auch nicht. Die Großmutter fing an zu husten und spürte ihre Schilddrüse. Sie hatte ärztlich diagnostizierte Schilddrüsenprobleme. Nach einigen Abfragen kam heraus, dass sie den Jungen Postfetal-kondukto-gravitationierte. „Konducto-" heißt, dass die Schwangerschaftsgehirnkarte der Großmutter noch aktiv war. Die Mutter hat das weitergeleitet an das Kind. Die Mutter selbst war von der Postfetal-gravitationierung nicht betroffen. So habe ich mich letztendlich nur um die Schilddrüse der Großmutter gekümmert, in sechs Wochen war das in Ordnung. Das Kind stottert nicht mehr. Versteht Ihr, wie die Zusammenhänge sind?

Das Plus an unserer Cobimax-Methode ist, Ihr braucht nicht

mehr zu glauben, sprecht es einfach nur im Kopf aus, dann wisst Ihr es und korrigiert es gleichzeitig.

Wenn Ihr das Kind von Mutter, Großmutter oder Urgroßmutter mental trennt, entsteht so etwas wie eine Pseudo-Depression. Die Kinder, erwachsene Kinder, können zunächst Definitionsschwierigkeiten haben, also sich selbst zu definieren, weil ein Teil der mütterlichen Informationen nun eigenständig aufgefüllt werden muss.

Wir haben mittlerweile herausgefunden, dass eine unglaubliche, mannigfaltige, weitreichende und sehr komplexe Verdrahtung von Kopf zu Kopf, von Mensch zu Mensch vorhanden ist. Wir senden und empfangen telepathisch, ohne zu wissen, dass wir das überhaupt können. Aber wir tun es permanent. Das führt dazu, dass wir in Unwissenheit die Gesetze um diese Kommunikationsform auch zu unserem eigenen Nachteil, zum eigenen Schaden, missbrauchen."

Da kann ich, Cen-Tooh, auch noch etwas dazu beitragen:

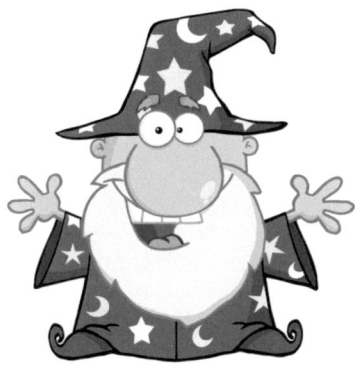

Bei Spezies aus anderen Universen wächst der Embryo innerhalb der Gebärmutter in einem Ei – geformt aus sehr dünnem Kalk. Es füllt den ganzen Schoß. Der Embryo innerhalb dieser Hülse ist völlig autark vom Körper der Mutter, und es hat jede Substanz, die es innerhalb dieser Eierschale braucht. Wenn das Baby vorhat, geboren zu werden, wird das ganze Ei durch die Scheide gepresst und das Baby kommt nach einigen Minuten aus diesem weichen Ei heraus.
Diese Spezies ist es gewöhnt von Geburt an Telepathie zu benutzen, Mutter und neugeborenes Kind kommunizieren allgemein mittels Telepathie während der ersten Monate.

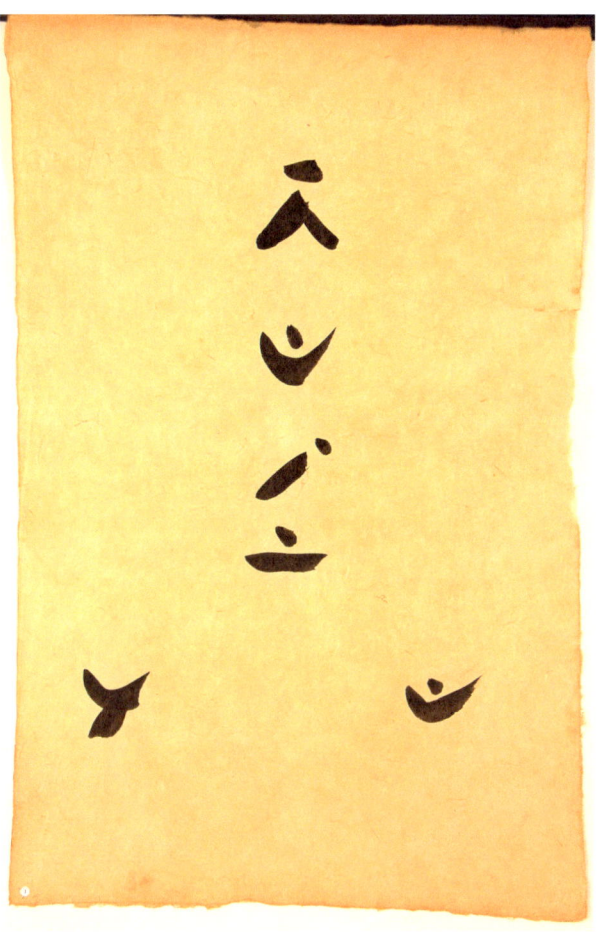

Symptome und Krankheiten durch Gefühlsübertragung meiner Urgroßmutter, Großmutter, Mutter

Dieses Bild ist aktiviert.
Bitte Reaktionen beobachten und ausklingen lassen.

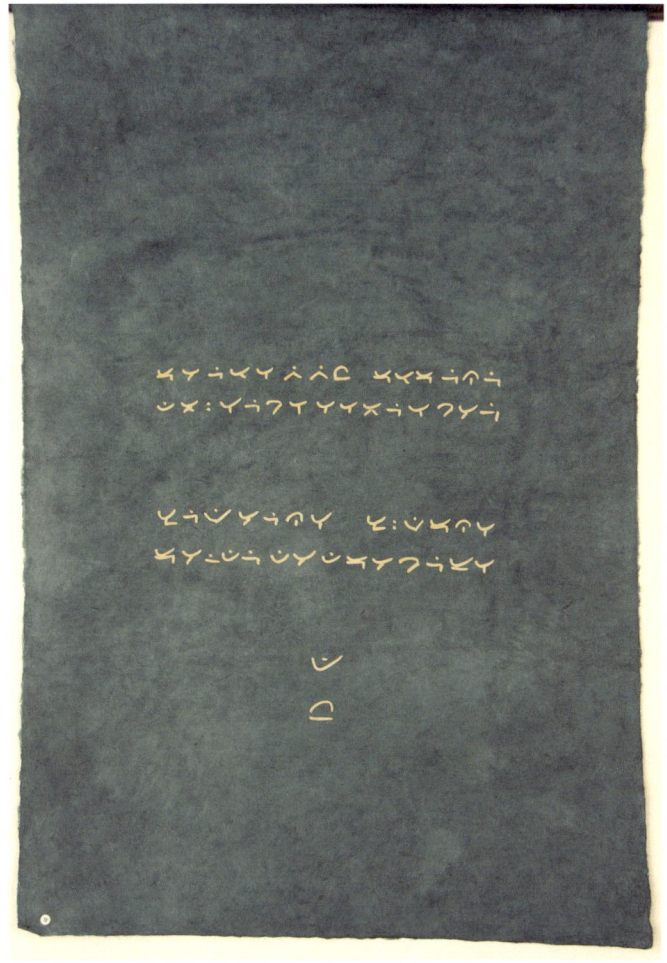

Postfetal signierte Antigene und Antikörper

Dieses Bild ist aktiviert.
Bitte Reaktionen beobachten und ausklingen lassen.

„Zaubern" lernen?

Bernd Laudenbach prüfte und hinterfragte konsequent den menschlichen Körper und die Psyche und erarbeitete so die Communikations-Biologische Matrix, kurz COBIMAX®.

Der Mensch hat alle Voraussetzungen, die er zum „Zaubern" benötigt, in sich!
Du willst selbst „zaubern" lernen?

Du willst wie Gandalf von „Herr der Ringe" rufen: *Ich bin der Diener des geheimen Feuers, ich bin der Gebieter der Flamme von Arnor!?*
Dann kannst Du das auf der Erde erlernen.

Bereits ausgebildete Cobimax-Berater und Cobimax-Therapeuten stehen Dir auch gerne zur Seite.
Adressen auf Anfrage.

Was es bedeutet, ein Cobimax-Anwender zu sein

„Wir Cobimax-Anwender müssen verstehen, dass wir durch den „cobimaximierten" Anschluss an unser Kleinhirn direkten Zugang zu einer höheren Instanz, dem Kleinhirnbewusstsein, haben.
Jeder Gedanke, der eine Korrekturabsicht beinhaltet und damit eine Verbesserung des biologischen Organismus unseres Gegenübers bedeutet, wird sofort von dessen Kleinhirnbewusstsein aufgegriffen und dieses lässt unter seiner Kontrolle einen Korrekturvorgang über die Mikrotubuli durchführen.

Eine vorsätzliche oder unbeabsichtigte Schädigung eines anderen Organismus ist mit dem Cobimax-System nicht möglich, da ein höheres Bewusstsein, das absolut neutral ist, nämlich das Kleinhirnbewusstsein, entscheidet, ob

eine Cobimax-Eingabe durchgeführt wird oder nicht. Somit kann dem Cobimax-Anwender auch kein Fehler unterlaufen.

Die Frage der Ethik taucht auch immer wieder auf. Jeder Cobimax-Anwender muss auf seine eigenen ethischen Grundsätze zurückgreifen. Bei einem Hilfesuchenden ist es klar, dass wir auf dessen Wunsch zielgerichtet intervenieren können."

Wie wird man ein Cobimax-Anwender?

Cobimax-Initiierung durch Bernd Laudenbach

„Ihr habt als kleines Kind entschieden, daran zu glauben, was die Erwachsenen sagten, und dann habt Ihr die Fähigkeiten Eurer Gehirnteile nicht mehr genutzt. Wenn Ihr aber die Verbindung zwischen den Gehirnteilen nicht mehr nutzt, atrophieren diese Verbindungen, das heißt, sie werden weniger, dünner, unbrauchbar.
„Cobimaximieren" ist ein physiologischer Vorgang.
Mit Wissen kann ich mich über Euren Glauben weit hinwegsetzen und ich verschränke Euch mit einer Realität Eurer selbst, in der Ihr das „Cobimaximieren" noch nie verlernt habt. Ihr steht auf und könnt es einfach.
Je besser ich mein Wissen und mein Können weitergebe, um so mehr komme ich voran. Ihr bekommt von mir das Beste an Ausbildung."

**So wie die Krankheit in unserem Körper steckt,
ist auch die Lösung in ihm enthalten.**
Bernd Laudenbach

Kontaktdaten:

Cen-Tooh, der Sanftmütige : www.connectdoor.de

COBIMAX, Bernd Laudenbach: www.cobimax.com
Frankurter Str. 43
36391 Sinntal-Altengronau
Tel. 06665 918688
E-Mail: bernd.laudenbach@cobimax.com

COBIMAX, Inge Friedrich
Hähnleiner Str. 4
64673 Zwingenberg
Tel. 06251 984331
E-Mail: inge.friedrich@cobimax.com

Ulrich Kübler
COBIMAX-Berater
Sonnenrain 1
53757 Sankt Augustin
Tel. 02241 345230
E-Mail: ulrich.kuebler@email.de

Bilder:
Cover: © *mjak - Fotolia.com*
Cen-Tooh: © *HitToon.com -Fotolia.com*

Weitere Themen der ConnectDoor-Serie:
mit cobimaximierten Bildern :

Zugang zu einer anderen Dimension:
Die Macht der Gefühle, ISBN 978-3-7357-8011-9

Stress / Erfolg